BEI GRIN MACHT SICH IHR WISSEN BEZAHLT

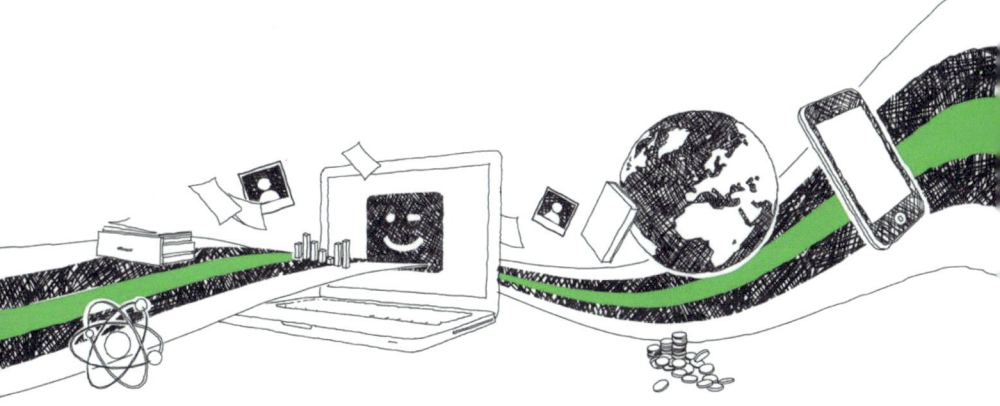

- Wir veröffentlichen Ihre Hausarbeit,
  Bachelor- und Masterarbeit

- Ihr eigenes eBook und Buch -
  weltweit in allen wichtigen Shops

- Verdienen Sie an jedem Verkauf

Jetzt bei www.GRIN.com hochladen und kostenlos publizieren

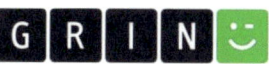

Franziska Pabst

Funktionale Gesundheit und Beeinträchtigung der Teilhabe

Fallbearbeitung nach der ICF

GRIN Verlag

Bibliografische Information der Deutschen Nationalbibliothek:

Die Deutsche Bibliothek verzeichnet diese Publikation in der Deutschen National-
bibliografie; detaillierte bibliografische Daten sind im Internet über http://dnb.d-
nb.de/ abrufbar.

Impressum:

Copyright © 2012 GRIN Verlag GmbH
Druck und Bindung: Books on Demand GmbH, Norderstedt Germany
ISBN: 978-3-656-50714-7

Dieses Buch bei GRIN:

http://www.grin.com/de/e-book/233674/funktionale-gesundheit-und-beeintraech-
tigung-der-teilhabe

GRIN - Your knowledge has value

Der GRIN Verlag publiziert seit 1998 wissenschaftliche Arbeiten von Studenten, Hochschullehrern und anderen Akademikern als eBook und gedrucktes Buch. Die Verlagswebsite www.grin.com ist die ideale Plattform zur Veröffentlichung von Hausarbeiten, Abschlussarbeiten, wissenschaftlichen Aufsätzen, Dissertationen und Fachbüchern.

Besuchen Sie uns im Internet:

http://www.grin.com/

http://www.facebook.com/grincom

http://www.twitter.com/grin_com

MARTIN-LUTHER-UNIVERSITÄT HALLE/WITTENBERG

MEDIZINISCHE FAKULTÄT

INSTITUT FÜR GESUNDHEITS- UND PFLEGEWISSENSCHAFT

Modul G : Theoretische Grundlagen der Gesundheits- und Pflegewissenschaften II

Wintersemester 2011/2012

Fallbearbeitung nach der ICF

-

Funktionale Gesundheit und Beeinträchtigung der Teilhabe

Franziska Pabst

Abgabetermin: 31.03.2012

Aufgabe 1: Welche Konzepte sind mit dem Begriff der funktionalen Gesundheit verbunden? Erläutern Sie diese und geben Sie für jedes Konzept ein kurzes Beispiel an.

Die *Internationale Klassifikation der Funktionsfähigkeit, Behinderung und Gesundheit (ICF)* *der Weltgesundheitsorganisation (WHO)*, stellt folgende Konzepte zur Klärung des Begriffes der funktionalen Gesundheit auf:

Das Konzept der Körperfunktionen beinhaltet die physiologischen und psychologischen Funktionen von Körpersystemen, wie zum Beispiel Atemfunktionen, Funktionen der Herz-Kreislaufsystem oder mentale Funktionen. Als Schädigung sind Änderungen der Körperfunktionen, wie wesentliche Abweichungen oder Verlust zu sehen. Auf die genannten Beispiele bezogen, könnte man dazu Asthma, Herzklappeninsuffizienz oder Demenz zählen (vgl. ICF, 2005, S.51-83).

Das Konzept der Körperstrukturen hingegen umfasst Teile des Körpers wie Organe und Gliedmaßen. Dazu zählen unter Anderem die Strukturen des Auges oder Strukturen die mit der Bewegung in Zusammenhang stehen, wie die unteren Extremitäten. Als Schädigung sind auch hier Änderungen oder Verlust zu sehen. Beispiele hierfür sind Grauer Star oder Amputationen nach Arteriosklerose (vgl. ebd., S.84-94).

Das Konzept der Aktivität beschäftigt sich mit der Durchführung einer Aufgabe oder Handlung, durch einen Menschen. Als *Beeinträchtigung der Aktivität*, werden die Probleme gesehen, die ein Mensch bei der Durchführung dieser Aufgaben/Handlungen haben kann. Bespiele hierfür können die Unfähigkeit zum Lesen, Schreiben und Rechnen, oder Einschränkungen der Mobilität, wie des Gehens, sein. (vgl. ebd., S.95-122).

Die Partizipation bezeichnet das Einbezogen sein in eine Lebenssituation oder einen Lebensbereich. Dazu können Interessengemeinschaften wie Sportvereine oder Unternehmungen mit Freunden / Familie, sowie Alltagserledigungen gehören, aber auch die Fähigkeit eigene Interessen in einer Gemeinschaft geltend zu machen und akzeptiert zu werden. Als Beeinträchtigung der Partizipation wird verstanden, wenn ein Mensch in bestimmte Lebenssituationen nicht einbezogen wird / werden kann (vgl. ebd.).

Diese Konzepte stehen immer in Zusammenhang mit den Kontextfaktoren. Diese werden in *Umweltfaktoren* und in *personenbezogene Faktoren* unterteilt und können entweder einen Förderfaktor oder eine Barriere darstellen (vgl. ebd., S.21).

Die Umweltfaktoren bilden die materielle, soziale und einstellungsbezogene Umwelt, in der der Mensch lebt. Als Beispiel kann ein 65jähriger Mann, der nach einem Schlaganfall im Rollstuhl sitzt, bei seinen Kindern im Haus lebt und von ihnen unterstützt wird, gesehen werden. Die Wohnsituation, die Unterstützung der Familie und der Rollstuhl gelten dann als Umweltfaktoren (vgl. ebd.).

Die personenbezogenen Faktoren beschreiben die Eigenschaften und Attribute einer Person, die nicht Teil ihres Gesundheitsproblems sind, und werden bislang in der ICF nicht weiter klassifiziert. Dazu zählen zum Beispiel das Alter, das Geschlecht, religiöse Einstellungen oder die Lebenserfahrung (vgl. ICF, 2005, S.22).

Eine Person gilt laut der ICF als funktional gesund, wenn sie folgende Bedingungen erfüllt, die immer vor ihrem gesamten Lebenshintergrund bestehen müssen (Konzept der Kontextfaktoren):

1. Ihre körperlichen Strukturen und Funktionen müssen allgemein anerkannten Normen entsprechen (Konzepte der Körperfunktionen und Körperstrukturen) ;

2. Sie kann alle Anforderungen an einen Menschen ohne Gesundheitsprobleme in Art und Umfang der allgemeinen Erwartungen erfüllen (Konzept der Aktivität) ;

3. Sie kann sich in allen Lebensbereichen in der gleichen Art und in dem gleichen Umfang entfalten, wie Menschen ohne Schädigungen von Körperfunktion / Körperstruktur oder Aktivitätseinschränkungen (Konzept der Partizipation) (vgl. Cibis, 2009, S. 6-8).

Aufgabe 2: Nehmen Sie für das folgende Fallbeispiel eine Einschätzung der aktuellen Situation von Frau Schmidt mit Hilfe des bio-psycho-sozialen Modells der ICF vor.

Fallbeispiel:

Frau Schmidt ist 67 Jahre alt und lebt in einem Dorf in Thüringen. Sie ist ledig und wohnt allein in einem Einfamilienhaus mit Garten. Sie hält sich gern in ihrem Garten auf und erzählt am Zaun mit den Nachbarn.

Vor einigen Jahren hatte Frau Schmidt einen dramatischen Unfall mit einer HWS-Verletzung die eine Paraplegie zur Folge hatte. Da Frau Schmidt ihre Beine nicht bewegen kann, ist sie um mobil zu sein auf einen Rollstuhl angewiesen. Darüber hinaus hatte der Unfall keine weiteren körperlichen Folgen für sie.

Frau Schmidt kann selbstständig vom Bett aufstehen und sich in den Rollstuhl setzen, sich selbst an- und auskleiden und das Essen zubereiten. Mitarbeiter der Diakonie-Sozialstation unterstützen sie lediglich einmal wöchentlich bei der Reinigung des Hauses und beim Einkauf.

Das größte Problem stellt sich für sie, wenn sie ausgehen möchte. Sie kann nicht ohne Hilfe Auto fahren, doch könnte sie, wenn sie ein angepasstes Fahrzeug zur Verfügung hätte, allein zurechtkommen. Davon ist sie überzeugt. Leider wird ihr jedoch ein solches Fahrzeug nicht zur Verfügung gestellt, da sie es nicht zur Ausübung eines Berufes benötigt. Die öffentlichen Verkehrsmittel sind für ihre Situation nicht geeignet. So ist sie vollständig auf das Transportsystem der Sozialstation angewiesen. Diese Möglichkeit empfindet sie als unbefriedigend, nicht zuletzt auch deshalb, weil diese für sie recht teuer ist.

Frau Schmidt ging bis zu ihrem Unfall gerne mehrmals in der Woche zur Kirche, wo sie einige Bekannte traf. Durch ihre eingeschränkte Mobilität gelingt das nun nicht mehr. Als

Rollstuhlfahrerin findet sie nur schwer neue Kontaktpersonen. Sie verlässt selten Haus und Garten, weil sich dies mit dem Rollstuhl schwierig gestaltet. Infolge ihres Unfalls konnte Frau Schmidt ihren Beruf als Krankenschwester nicht länger ausüben und wurde erwerbslos. Inzwischen erhält sie Altersrente, die jedoch für den Mehrbedarf, der sich durch ihre Behinderung ergibt, zu knapp bemessen ist. Ein erster Antrag auf Pflegestufe I wurde wegen des fehlenden täglichen Hilfebedarfs abgelehnt. Daher hat sie finanzielle Probleme und ist eigentlich auf zusätzliche Unterstützung angewiesen. Den Weg zum Sozialamt scheute sie bisher.

(Beutner, 2011)

Im Fallbeispiel von Frau Schmidt lassen sich Einschränkungen in folgenden Bereichen feststellen. Dazu wurde die deutschsprachige Fassung der *ICF* mit dem Stand vom Oktober 2005, auf den Seiten 52 bis 142 genutzt.

Körperfunktionen

B710: *Funktionen der Gelenkbeweglichkeit.* Frau Schmidt hat Einschränkungen durch die HWS-Verletzung und die Paraplegie, dadurch liegt eine indirekte Einschränkung von Bewegungsumfang und - leichtigkeit der Beingelenke vor.

B730: *Funktion der Muskelkraft.* Vorhandene Einschränkung durch HWS-Schädigung und damit verbundener Paraplegie, in der Frau Schmidt ihre Beine nicht bewegen kann.

B735: *Funktion des Muskeltonus.* Aufgrund der Paraplegie kann davon ausgegangen werden, dass der Muskeltonus der Beine von Frau Schmidt stark beeinträchtigt bzw. nicht mehr vorhanden ist. Somit liegt eine Funktionsstörung vor.

B750: *Funktion der motorischen Reflexe.* Da die Paraplegie der Beine, durch eine Nervenschädigung im HWS-Bereich verursacht wird, ist davon auszugehen, dass die motorischen Reflexe der Beine nicht vorhanden, bzw. strak eingeschränkt sind.

B760: *Funktion der Kontrolle von Willkürbewegungen.* In den Beinen von Frau Schmidt ist, verursacht durch die Paraplegie, keine Stützfunktion mehr vorhanden.

B770: *Funktion der Bewegungsmuster beim Gehen.* Durch die Paraplegie der Beine kann Frau Schmidt nicht gehen.

Körperstrukturen

S120: *Strukturen des Rückenmarks und mit ihr in Zusammenhang stehende Strukturen.* Als Ursache der Paraplegie liegt eine Nervenschädigung aufgrund der HWS-Verletzung vor.

Aktivitäten/Teilhabe

D220: *Mehrfachaufgaben übernehmen.* Bei Frau Schmidt liegt eine teilweise Einschränkung dieses Bereiches vor. Sie braucht aufgrund ihrer Mobilitätsbeeinträchtigung Unterstützung beim Einkaufen und beim Hausputz.

D435: *Gegenstände mit der unteren Extremität bewegen.* Durch die Paraplegie der Beine ist dies Frau Schmidt nicht möglich.

D450: *Gehen.* Die Fortbewegung (ausgenommen Umlagerung) ist nicht ohne Hilfsmittel Rollstuhl möglich.

D455: *Sich auf andere Weise fortbewegen.* Es ist wahrscheinlich, dass Frau Schmidt ihren Körper mithilfe der Arme fortbewegen kann. Andere Arten der Fortbewegung wie springen, hüpfen und rennen sind ihr nicht möglich, somit liegt eine Einschränkung vor.

D460: *Sich in verschiedenen Umgebungen bewegen.* Frau Schmidt kann sich in ihrem Haus und Garten mithilfe des Rollstuhls bewegen. Dieser schränkt sie aber in anderen Umgebungen ein, zum Beispiel beim Nutzen von öffentlichen Verkehrsmitteln oder beim Überqueren von Straßen mit hohen Bordsteinkanten.

D470: *Transportmittel nutzen.* Frau Schmidt wird zwar mit behindertengerechten Fahrzeugen der Diakonie bei Bedarf befördert, sie ist aber nicht in der Lage selbstständig öffentliche Verkehrsmittel zu nutzen.

D475: *Fahrzeug fahren.* Frau Schmidt besitzt noch kein angepasstes Auto und kann deshalb nicht selbstständig ein Fahrzeug führen.

D620: *Waren und Dienstleistungen des täglichen Lebens beschaffen.* Sie braucht Unterstützung durch den mobilen Service der Diakonie beim Einkaufen.

D640: *Hausarbeiten erledigen.* Auch hier ist Frau Schmidt auf die wöchentliche Hilfe angewiesen, da nicht alle Dinge, wie zum Beispiel die Wäsche der Gardinen, von ihr übernommen werden können.

D850: *Bezahlte Tätigkeit.* Frau Schmidt verlor ihren Job, sie ist momentan erwerbslos. Die körperlichen Erfordernisse ihres ausgeübten Berufes (Krankenschwester) waren für sie nicht mehr zu bewältigen. Sie könnte zwar einem neuen Arbeitsverhältnis nachgegen, allerdings nur im Rahmen ihrer Möglichkeiten seit dem Unfall.

D910: *Gemeinschaftsleben.* Aufgrund ihrer Immobilität, ist ohne Hilfe von außen die Teilhabe am gesellschaftlichen Leben von Frau Schmidt eingeschränkt. Sie kann die Kirche nicht besuchen und damit für sie wichtige soziale Kontakte nicht pflegen. Da sie sich kaum außerhalb ihres Hauses und ihres Gartens bewegen kann, beschränkt dies ihre sozialen Kontakte enorm.

D930: *Religion und Spiritualität.* Eine Einschränkung liegt nur dadurch vor, dass sie die Institution Kirche, zum Beispiel zu Gottesdiensten, nicht ohne Hilfe und nur mit Einschränkungen durch ihren Rollstuhl besuchen kann. Momentan besucht sie die Kirche gar nicht.

Umweltfaktoren

E120: *Produkte und Technologien zur persönlichen Mobilität drinnen und draußen und zum Transport.*

Frau Schmidt besitzt einen Rollstuhl, der ihr ein gewisses Maß an Mobilität ermöglicht.

➤ Förderfaktor

Ihre Mobilität ist allerdings immer noch eingeschränkt (öffentliche Verkehrsmittel) und sie benötigt nach eigenen Angaben ein angepasstes Fahrzeug.

➤ Barriere

E165: *Vermögenswerte.* Aufgrund der Erwerbslosigkeit befindet sich Frau Schmidt in finanziellen Schwierigkeiten und wäre auf Hilfe angewiesen. Die Pflegestufe I wurde bislang nicht bewilligt, sie lebt momentan nur von der Altersrente.

➤ Barriere

E310: *Engster Familienkreis.* Frau Schmidt hat keinen Lebenspartner und wohnt allein im Einfamilienhaus.

➤ Barriere

E320: *Freunde.* Kontakt zu Freunden aus der Kirche und im Dorf können durch die eingeschränkte Mobilität nicht aufrecht erhalten werden.

➤ Barriere

E325: *Bekannte, Seinesgleichen, Kollegen, Nachbarn und andere Gemeindemitglieder.*
Da sich Frau Schmidt in ihrem Garten aufhalten kann, sind die Gespräche mit dem Nachbarn am Zaun weiterhin möglich.

➤ Förderfaktor

Gleichzeitig liegt auch hier wieder eine Einschränkung vor, da sie über die Grenzen ihres Bewegungsradius hinaus, schwer Kontakte pflegen und knüpfen kann.

➤ Barriere

E340: *Persönliche Hilfs- und Pflegepersonen.* Durch die Sozialstation der Diakonie erhält Frau Schmidt wöchentliche Hilfe bei der Haushaltsführung und beim Einkauf.

➤ Förderfaktor

E540: *Dienste, Systeme und Handlungsgrundsätze des Transportwesen.*
Hierbei wird Frau Schmidt ebenfalls durch die Diakonie unterstützt (Einkaufsfahrten usw.).

➤ Förderfaktor

Aufgrund des Rollstuhles liegt eine Einschränkung in der Fortbewegung mit öffentlichen Verkehrsmitteln vor.

➤ Barriere

E575: *Dienste, Systeme und Handlungsgrundsätze der allgemeinen sozialen Unterstützung.*

Diakonie unterstützt Frau Schmidt beim Einkauf, der Haushaltsführung und beim erforderlichen Transport.

> Förderfaktor

Ihr Antrag zur Pflegestufe I wurde wegen des fehlenden täglichen Hilfebedarfs abgelehnt.

> Barriere

Personenbezogene Faktoren

Frau Schmidt ist 67 Jahre alt und ledig. Sie lebt allein in einem Einfamilienhaus auf einem Dorf in Thüringen. Die Besuche in der Kirche weisen auf ihre Religiosität hin. Ihren erlernten Beruf der Krankenschwester übt sie seit dem Unfall nicht mehr aus und ist auf Altersrente angewiesen.

Zusammenfassend lässt sich zum aktuellen Status von Frau Schmidt aussagen, dass sie hauptsächlich im Bereich der Körperfunktionen erhebliche Einschränkungen aufweist. Diese beeinträchtigen vor Allem ihrer Teilhabe am gesellschaftlichen Leben. Damit liegt eine Störung der funktionalen Gesundheit vor. Momentan überwiegen die Barrieren ihrer Umweltfaktoren, eine Veränderung dieser, würde die Situation von Frau Schmidt deutlich verbessern.

Aufgabe 3: Was ist unter einer „Beeinträchtigung der Teilhabe" im Sinne der ICF zu verstehen? Erläutern Sie an einem Beispiel eine Beeinträchtigung der Teilhabe in einem Lebensbereich. Verwenden Sie dabei beide Aspekte des Teilhabekonzepts der ICF.

Das Teilhabekonzept ist in sozialrechtlichen Fragestellungen relevant und Grundlage für die Gewährung von Leistungen, wie zum Beispiel adaptierten Fahrzeugen oder anderen Hilfsmitteln (vgl. Schuntermann, 2005, S.5).

„Das Teilhabekonzept bezieht sich auf den Menschen als Subjekt in der Gesellschaft und Umwelt" (ebd.).

Unter *Beeinträchtigung der Teilhabe*, werden Hindernisse / Schwierigkeiten verstanden, die ein Mensch dabei haben kann, in einem Lebensbereich oder einer Lebenssituation integriert zu sein (vgl. Schuntermann, 2005, S.5).

Im Fallbeispiel von Frau Schmidt wurde gerade aufgeführt, dass sie am aktiven Gemeinschaftsleben in der Kirche nicht mehr teilhaben kann, da sie nicht über die notwendige Mobilität verfügt.

Neben dem Zugang zu Lebensbereichen, spielen Daseinsentfaltung, sowie Gleichberechtigung und Selbstbestimmung eine wichtige Rolle im Teilhabekonzept. Dies spiegelt den *Ansatz der Menschenrechte* wieder. Empfundene Lebensqualität und Zufriedenheit, Anerkennung und Wertschätzung durch Andere, stellen den Ansatz der subjektiven Erfahrung dar (vgl. ebd., S.6).

„Der Ansatz der subjektiven Erfahrung ist neben dem Konzept der Aktivitäten und dem Konzept der Kontextfaktoren für die Rehabilitation wichtig, wenn z.b. um die Erarbeitung der Ziele der Rehabilitation [...] geht" (ebd.).

Ein kurzes Beispiel soll diese beiden Aspekte verdeutlichen.

Ein 60jähriger Mann litt unter enormer Arteriosklerose, in Folge derer ihm innerhalb von zwei Jahren beide Beine bis zu den Oberschenkeln amputiert werden mussten. Seitdem sitzt er im Rollstuhl, hat aber mittlerweile gut gelernt mit seinem Handicap umzugehen. In seinem persönlichen Umfeld und seiner Wohnumgebung, fühlt er sich wohl und integriert. Lediglich in Situationen, in denen er als Rollstuhlfahrer mit fremdem Menschen agieren muss, fühlt er sich noch unwohl. Er fühlt sich dann häufig missverstanden und bevormundet. Nun muss er zu einen Termin ins Krankenhaus, da zur Kontrolle seiner Gefäße eine Dopplersonografie durchgeführt werden soll. Eine Schwester in der Klinik, hat die Aufgabe, ihn für diese Untersuchung vorzubereiten. Dazu muss der Mann aus seinem Rollstuhl, auf eine Liege umgelagert werden. Er ist zur selbstständigen Umlagerung fähig, benötigt dafür aber etwas Zeit, wirkt unbeholfen und versteht nicht sofort, in welche Position er sich begeben soll. Der Mann äußert, dass er dorthin zu gelangen kann und dies auch allein schaffen möchte. Die Schwester hat aber aus organisatorischen Gründen Zeitdruck bei der Vorbereitung (viele Termine an diesem Tag), sowie die Aufgabe auf die körperlich Unversehrtheit des Patienten zu achten. Daher beschließt sie, eine weitere Schwester hinzu zurufen und den Patienten aus dem Rollstuhl auf die Liege umzulagern. Sie begründet dies, mit dem erhöhten Zeitaufwand bei der selbstständigen Ausführung durch den Patienten und der Annahme, der Patient könnte sich bei der Umlagerung verletzen, in dem er zum Beispiel stürzt. Ihre Motivation sind damit zum Einen die korrekte und schnellstmögliche Erfüllung ihrer Aufgabe und die Sorge um die körperliche Unversehrtheit des Mannes zum Anderen. Aus ihrer Perspektive, wird keine Verletzung seiner *Menschenrechte* deutlich. Der Zugang zu Bereich der medizinischen Versorgung, wird durch ihr Eingreifen gewährleistet. Diese Annahme ist zu diskutieren.

Der Patient fühlt sich in dieser Situation stark in seinen Rechten, speziell in der Wahrung seiner *Menschenwürde* eingeschränkt. Er hat den Wunsch nach selbstständiger Umlagerung geäußert, da er dazu fähig ist. Die Begründung, der erhöhte Zeitaufwand behindere den Arbeitsablauf, und die Vermutung, er könne sein eigenes Sturzrisiko nicht abschätzen, sind für ihn nicht nachvollziehbar. Sein *subjektives Empfinden* , speziell seine Zufriedenheit mit der Situation und die erlebte Anerkennung, sind sehr negativ.

An diesem Beispiel wird deutlich, dass die zwei Aspekte des Teilhabekonzeptes im Gegensatz zueinander stehen können, vor Allem, wenn man die gesellschaftliche und die individuelle Perspektive beachtet.

Quellenangaben:

DIMDI (2005): *Die Internationale Klassifikation der Funktionsfähigkeit, Behinderung und Gesundheit (ICF)*. Stand Oktober 2005.

Schuntermann, M.F. (2005): *Die Internationale Klassifikation der Funktionsfähigkeit, Behinderung und Gesundheit (ICF) der Weltgesundheitsorganisation (WHO) – Kurzeinführung*. Berlin.

Cibis, Wolfgang (2009): *ICF-Anwenderkonferenz 2009. Anmerkung zum Begriff „Funktionale Gesundheit"*.
http://www.dgrw-online.de/files/7.icf-awk_beitrag-03_cibis.pdf [Stand: 08.01.2012]

Beutner, Katrin (2011): *BSc-Modul G : Modulteilleistung (IGPW) WS 2011/2012*
https://studip.uni-halle.de/folder.php?cid=0845df0d27bc15aa1f5c7fc9a5ca3c75&cmd=tree
[Stand: 11.12.2011]